Controla Eyaculación Precoz

Consejos y Estrategias para Controlar la Eyaculación Precoz

Por

Alex Lenero

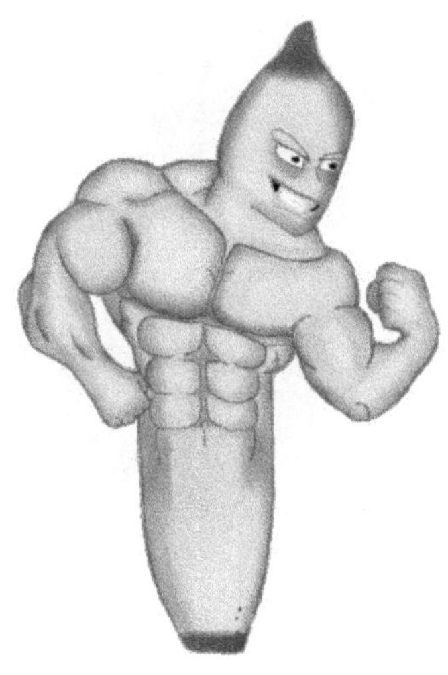

Contents

Introducción

Gracias por descargar este libro, Controla Eyaculación Precoz Consejos y Estrategias para Controlar la Eyaculación Precoz.
Primero, me gustaría felicitarlo por hacer esto. Eyaculación temprana o prematura es algo que un 30-40% de los hombres adultos experimentan, pero es también algo vergonzoso de admitir. Se necesita un gran valor aceptar este problema, pero ahora que ya lo ha hecho, está más que listo para tomar los pasos para hacer algo al respecto. Y para eso, es este libro.

Por otra parte, si usted es la pareja sexual de alguien que tiene problemas para hacerlo durar en la cama, y se encuentra leyendo esto para ayudar a su pareja, es igualmente encomiable. Sin embargo, le recomiendo que tenga todas las intenciones de ayuda y soporte claras a su pareja en un espacio seguro, sin juicio ni presión. Ambos disfrutarán el resultado al final.

Este libro está dividido en capítulos organizados para su fácil lectura. Tiene información vital acerca de eyaculación prematura y consejos, técnicas y prácticas saludables y productivas para evitar que suceda. Espero que encuentre este libro útil y agradable.

Es importante notar las diferencias entre los casos de eyaculación prematura. Algunas condiciones son clasificadas como permanentes / primarias - y ocurren todo el tiempo, desde la primera experiencia sexual o - adquiridas /secundarias - ocurren algún tiempo después de una cantidad considerable de experiencias sexuales sin ninguna disfunción. De manera tranquilizadora, la mayoría de los hombres que experimentan eyaculación temprana, es más probable que experimenten el tipo secundario, la cual es la condición menos persistente.

Eyaculación Prematura

Eyaculación prematura o temprana sucede cuando el orgasmo viene de manera temprana en las relaciones sexuales, antes de que uno mismo o de lo que su pareja espera. Llega como un orgasmo sin control con poca estimulación sexual, antes o unos momentos después de la penetración del pene. También puede ocurrir sin relaciones sexuales, simplemente con la masturbación.

Un estimado de 30-40% de los hombres experimentan eyaculación prematura, y se sienten avergonzados de hablar de manera abierta al respecto. Sin embargo, si un hombre experimenta esto de manera poco frecuente, existe la probabilidad, de que no sea un problema grave y que solo ocurra en algunas ocasiones particulares, como cuando se encuentra cansado, o cuando su última actividad sexual fue hace mucho tiempo. La mayoría de los hombres ha experimentado eyaculación temprana en algún punto de su vida.

Para este libro, nos referiremos a la eyaculación prematura (puede ser llamada consistentemente EP) de la clase común.

Una de los efectos más grandes de la EP son las relaciones sexuales no satisfactorias, tanto para el hombre como su pareja, y las frustraciones sexuales pueden contribuir aún más al problema. En el lado positivo, la EP es una condición común y tratable. Tratar y lidiar con EP puede ayudar no solo en controlar el momento de la eyaculación, sino de manera general mejorar el sexo para ambas partes involucradas.

Causas de la Eyaculación Prematura

Las razonas por la que la EP varía de persona a persona puede ser basada en sus circunstancias individuales. La mayoría de los casos de EP no manifiestan las causas obvias. Sin embargo, si se encuentra experimentando de manera frecuente EP, puede encontrar útil el revisar si también experimenta las siguientes posibles causas:

- Inexperiencia. La ignorancia sexual no causa EP, pero puede explicar porque no existe un control total sobre el momento del orgasmo. Aprender cómo controlar la eyaculación viene solamente con la edad y experiencia. Usualmente mejora con el tiempo.

- Cambio en la pareja sexual. De manera intencional o no, las parejas sexuales imponen un nivel de expectativa en los hombres, ya sea que lo digan de manera abierta o el hombre lo piense en su cabeza. Sin embargo, está ahí. En circunstancias usuales, particularmente en relaciones sexuales exclusivas, la presión de la expectativa impuesta generalmente disminuye con relaciones sexuales con la misma pareja, estableciendo comodidad, familiaridad y autoestima. Cambiar parejas puede traer un sentimiento de intimidación, incomodidad y miedo, lo que puede ocasionar EP.

- Factores psicológicos. El estado mental afecta el rendimiento, particularmente en las actividades sexuales. Algunas de las causas pueden incluir ansiedad relacionada al rendimiento, miedo al fracaso, desilusión y rechazo, presión y estrés (aún en otros asuntos no relacionados), cuestiones de relaciones y personales y muchos otros.

- Mal acondicionamiento. Una crianza poco saludable o muy estricta y la enseñanza en los asuntos relacionados al sexo, pueden restringir las exploración las capacidades sexuales de un hombre joven. Además, trauma sexual (por ejemplo cuándo te atrapan masturbándote) y aprender las prácticas equivocadas (como masturbarse rápidamente para evitar que te atrapen) puede condicionar las respuestas equivocadas a la estimulación sexual.

- Causas médicas. Aunque estas causas cuentan muy poco para los casos de EP, las condiciones médicas deben ser tratadas de manera seria para poder atender el asunto de EP. Causas médicas pueden incluir desórdenes, daños al sistema nervioso, lesiones físicas / trauma, efectos secundarios de medicamentos, abuso de sustancias, y / o efectos posteriores a una cirugía.

Reconociendo la Eyaculación Prematura

Antes de que se auto-diagnostique y se convenza a usted mismo de que tiene EP, es importante evaluar su rendimiento de manera adecuada para evitar sentimientos negativos innecesarios. Se recomienda también que obtenga la opinión y sentimientos de su pareja al respecto, ya que puede ser que se preocupe demasiado por su rendimiento. Aquí hay algunas señales de que la EP es algo por qué preocuparse

• Frecuentemente falla en reconocer cuando está a punto de eyacular.

• Siempre o casi siempre tiene un orgasmo uno o dos minutos después de la penetración o masturbación.

• Es incapaz de controlar o demorar la eyaculación en la mayoría de sus relaciones sexuales o masturbación.

• Su pareja o usted se encuentran insatisfechos con la mayoría de sus encuentros sexuales.

• Las condiciones mostradas arriba son persistentes.

Relajarse

Una de las cosas que normalmente damos por hecho es la cantidad de estrés que experimentamos diariamente. Y lo que usualmente no sabemos acerca de estrés es que no solo incluye las cosas por las cuales nos preocupamos o enojamos. El estrés también puede ser el resultado de altas y bajas de nuestra vida diaria, que de alguna manera contribuye a nuestro desgaste mental, físico y emocional.

El estrés también es uno de los factores que contribuyen a la eyaculación prematura. Debido a que el cuerpo humano está diseñado para lidiar y manejar factores estresantes de todos los días, compromete otras funciones del cuerpo menos importantes para lidiar con el estrés.

Cuando se encuentra en una situación estresante, la química del cerebro cambia con la liberación de hormonas (cortisol, noradrenalina...) que envían señales a nuestros sistemas nervioso y endocrino.

En respuesta, el cuerpo incrementa la frecuencia cardíaca para una mayor circulación de la sangre, estimula al cuerpo para azúcar en la sangre y adrenalina para energía, y desvía la sangre de otras áreas (como los genitales) a las extremidades para obtener fuerza.

Además, los nervios simpáticos, los cuales son responsables de los impulsos de eyaculación, son estimulados cuando uno se encuentra estresado. Esto incrementa la sensibilidad al dolor y la estimulación. Cuando un hombre se encuentra altamente estresado, y los nervios simpáticos han sido estimulados aún antes de la actividad sexual, es muy probable que él eyaculara pronto.

Por otra parte, el estrés también afecta los estados de ánimo, actitudes, comportamientos y la disponibilidad emocional y sensual de un hombre, lo que contribuye directamente a su habilidad de desempeñar una actividad sexual íntima y satisfactoria.

Para evitar que el estrés afecte el control de su eyaculación, se sugieren los siguientes pasos:

• Antes de participar en relaciones sexuales, tómese un tiempo para calmarse y relajarse, especialmente después de un día estresante. Invierta en pensamientos positivos, elimine el apresurarse y la excitación en exceso, tome respiros profundos, o simplemente descanse.

- Trate de no preocuparse de lo que pasa durante el sexo para minimizar el estrés y ansiedad. Deje de preocuparse demasiado de si lo está haciendo bien o si su pareja está satisfecha, porque si no es la primera vez teniendo sexo, particularmente con una pareja en especial, usted debe estar haciéndolo bien. Si es la primera vez y se encuentra demasiado ansioso, trate de complacer a su pareja de alguna otra manera antes de proceder a la penetración. Estar demasiado consciente hace las cosas poco naturales, mecánicas e incómodas.

- Establezca hábitos regulares anti-estrés, aún en días cuando no espere tener sexo. Mantenga un panorama positivo y un poco de actitud despreocupada. Trate de volverse tolerante y flexible con sus factores estresantes regulares.

- Considere el sexo como un alivio al estrés, y no una obligación a su pareja. Aún cuando ya haya tenido EP antes, trate las actividades sexuales consiguientes como práctica para ganar control en la eyaculación. Tome nota de que la práctica toma tiempo. No se presione demasiado y trate de no molestarse cuando las cosas no salen como lo esperaba.

- Si se encuentra en una relación romántica y exclusiva, recuerde que su pareja se encuentra tan comprometida como usted y que la EP es una condición que puede ser entendida. Es bien sabido que la mayoría de los hombres que sufren del diagnóstico de EP se encuentran más preocupados al respecto que sus parejas. Usted se encuentra dispuesto a trabajar en ello, y tiene un amigo(a) con quien practicar y que está dispuesto a trabajar con usted.

Los beneficios del Sexo Seguro

El propósito más básico de un condón es el sexo seguro - minimizar las oportunidades de embarazo y de obtener enfermedades de transmisión sexual. Pero otra característica del condón es que ayuda a prevenir la EP durante las actividades sexuales.

Aunque la relación entre la hipersensibilidad del pene y la eyaculación prematura no se ha establecido del todo en numerosos estudios realizados y se han encontrado opiniones opuestas al respecto, se ha acordado que reducir la sensibilidad del pene puede ayudar a prevenir la EP.

En este sentido, usar un condón durante las relaciones sexuales se recomiendo para pacientes con EP. Su marca usual o tipo de condón puede ser suficiente, pero evite los de tipo súper delgado o aquellos "extra acanalados", ya que obviamente, aumentan el placer en vez de reducirlo y estos tipos no ayudarían a su caso. Existen marcas de condón que están diseñadas para durar más en el sexo. Hay algunas pocas diseñadas especialmente para hombres que tienen un orgasmo muy pronto. Estos condones pueden ser más gruesos que los normales, para menor sensación y por lo tanto más tiempo para eyacular. Algunos otros vienen con tratamientos químicos, como benzocaína para adormecer la piel del pene de manera temporal.

De cualquier manera se recomienda precaución cuando alguien decide usar condones tratados químicamente. Si no ha intentado alguna marca en particular aún, intente comprar una y frótelo ligeramente en la parte interna de su brazo (no es broma pero haga esto en privado) para probar si es alérgico al agente adormecedor. Además trate de probar las marcas que tienen el agente adormecedor aplicado solo en la porción interior del látex. Algunas marcas tienen el agente adormecedor aplicado en todas partes, por lo tanto puede afectar la sensación de su pareja, lo cual puede causarle inconformidad. Además recuerde que puede tomar un minuto o dos antes de que el adormecimiento tome efecto. Trate de esperar unos momentos después de usar un condón

adormecedor EP antes de la penetración
para experimentar resultados más
efectivos.

Se aconseja no economizar cuando se
trata de comprar condones, aún cuando
no esté comprando condones
específicamente para EP. Trate de
evaluar qué marcas encuentra cómodas
y efectivas para su caso. Además, trate
de no usar dos condones al mismo
tiempo, como lo hacen algunas personas.
La fricción extra entre los condones
puede no trabajar bien a su favor.

Los mejores condones para usar para EP
son aquellos que están hechos de látex
natural y son probados electrónicamente.

Por otra parte, considere que los condones para EP por sí solos no aseguran el tratamiento de EP. El uso de condones para la reducción de sensibilidad es solo una manera de ayudarlo a abordar el asunto. Es importante tratar las condiciones a largo plazo de EP, como el manejo de ansiedad y la falta de control, con ejercicios regulares como técnicas de comportamiento y otros ejercicios. Los condones para EP no deber ser considerados una solución permanente. Además el uso de condones para demorar la EP puede afectar su placer durante las relaciones sexuales. La cosa más importante que puede contribuir al tratamiento de EP es reformatear sus hábitos y comportamientos sexuales.

Por propósitos de seguridad, consulte a
un consejero o doctor acerca de utilizar
condones para su tratamiento de EP.

☐

Tomando el Asunto en sus Propias Manos

En palabras más directas, practique controlar su eyaculación a través de la masturbación. Masturbarse por su cuenta, o con su pareja, tiene menos presión impuesta y expectativas en su rendimiento comparado a las relaciones sexuales. Practicando el control del orgasmo a través de ejercicios de masturbación definitivamente le ayudarán a superar la EP, pero el conseguirlo le llevará tiempo y requerirá paciencia y trabajo duro.

Existen cuatro técnicas altamente recomendadas para la práctica del control, y son adecuadamente llamadas técnicas de comportamiento, ya que re-condicionan su comportamiento de eyaculación más que enfocarse en las causas psicológicas subyacentes de la EP. Aunque probablemente ser realicen durante las relaciones sexuales, se sugiere que estas se realicen primero en la masturbación, para evitar frustraciones para usted y su pareja en la etapa temprana de práctica.

La Técnica del "Squeeze" (Apretón)

La primera es la técnica de Masters and Johnsons (iniciada por William Masters y Virginia Johnson, investigadores expertos en disfunciones sexuales, tratamientos y respuestas). También llamada la técnica del "squeeze" (apretón), literalmente involucra apretar el frenillo - la parte del pene donde la piel conecta con la punta.

Así es Como se Hace

Primero, estimule su pene hasta la erección y continúe masturbándose hasta que esté cerca de la eyaculación. Es importante, sin embargo, reconocer el punto de inevitabilidad, o en palabras más comunes, el punto de no retorno.

Si no sabe reconocer este punto, la técnica del "squeeze" puede ayudarle a solucionar este asunto.

Cuando sienta que se encuentra cerca del orgasmo, justo antes del punto de no retorno, apriete firmemente el frenillo con su dedo índice y pulgar cerca de 10-20 segundos, o el tiempo que sienta es necesario.

Al apretar esa parte de su pene, reduce la sensibilidad y tal vez la excitación. Repita la masturbación y no apriete de nuevo hasta que esté a punto de eyacular. Haga esto unas cuantas veces más, hasta que finalmente decida tener un orgasmo.

La misma estrategia aplica cuando se encuentra teniendo relaciones sexuales pero necesita dinámicas ligeramente diferentes para cuando tenga que pausar y apretar. Cuando aplique esta práctica durante el sexo, haga que su pareja apriete por usted (solo si los dos se sienten cómodos con esto), o planee una buena transición (para su pareja, tal vez un acto de no penetración) mientras lo hace usted mismo.

Demorando el Orgasmo y sus Beneficios

¡Y aquí vamos con lo bueno del asunto! Demorar el orgasmo lo mantiene excitado solo o con su pareja, al punto de casi tener un orgasmo y luego detenerse antes de eyacular. Usted podrá demorar entre 15 y 20 minutos. Si usted demora el orgasmo 10 o 20 minutos en días alternos y continúa haciéndolo, verá los siguientes beneficios.

- Número uno y muy importante, aumenta las posibilidades de llevar a su pareja a un gran orgasmo.
- Ayuda a detener la eyaculación prematura.

- Aumenta su resistencia lo cual ayuda a mantenerse erecto por un período de tiempo más largo.
- Investigaciones sugieren que demorar el orgasmo de manera regular y no eyacular más de una vez cada dos semanas incrementará sus niveles de testosterona.
- Incrementa el volumen y fortaleza del semen al momento de eyacular.
- Con el tiempo puede experimentar múltiples orgasmos.
- Puede tener un clímax muy intenso.

Ejercicio de Kegel

Una de las grandes formas recomendadas de práctica para la EP es un ejercicio para los músculos del suelo pélvico, llamados ejercicios de Kegel. Creados por el Dr. Arnold Kegel en los 40´s, el ejercicio de Kegel es un ejercicio para el suelo pélvico, principalmente para mejorar el control urinario en las mujeres. De manera reciente, los sexólogos han sugerido que fortalecer los músculos del suelo pélvico significa también ganar control sobre el reflejo eyaculatorio.

En una explicación simple, los músculos implicados en el ejercicio de Kegel - el suelo pélvico y los otros circundantes - son los músculos involucrados cuando trata de controlar el orinar (ya sea aguantándose o deteniendo el flujo). Hacer un ejercicio de Kegel es contraer estos músculos, aguantando por unos segundos, liberando la contracción por unos segundos más, y luego haciéndolo de nuevo. El tiempo que retiene la contracción y el tiempo entre ellas puede variar dependiendo de su preferencia.

Trate de concentrarse mientras realiza el ejercicio, para alcanzar resultados más eficientes, en un período corto de tiempo. Aprenda a controlar los músculos del suelo pélvico sin flexionar o contraer los músculos del abdomen, muslos y glúteos. Incorpore las contracciones de su suelo pélvico a su respiración y no retenga la respiración. También evite hacer ejercicios de Kegel con una vejiga llena o casi llena.

No se obligue a realizar muchas repeticiones en una serie. Considere hacer los ejercicios tres veces al día, tal vez con repeticiones de 5-10 por serie. Eventualmente, no le tomará mucho esfuerzo hacer algunas series de repeticiones.

Sin embargo, mantenga en mente no hacer las cosas en exceso, ya que este ejercicio puede sobre - contraer el músculo de la próstata y por lo tanto inducir el orgasmo, que es exactamente en lo que no desea perder control. El consejo más importante es relajar sus músculos completamente después de cada contracción, para evitar que el músculo de la próstata se mantenga contraído la mayor parte del tiempo.

También existe un nuevo ejercicio llamando el Kegel en Reversa. Como el ejercicio de Kegel, también ayuda con su EP. El kegel en reversa funciona en su músculo bulbocavernoso (músculo BC) haciendo como si acelerara de manera gentil el proceso de orinar (de manera contraria a detenerlo o aguantarlo como en los ejercicios de Kegel) y su músculo pubococcígeo (músculo PC) haciendo como si estuviera liberando un gas. Estos ejercicios ayudan a obtener el control muscular que necesita. El Kegel en reversa también condiciona a sus músculos a mantenerse relajados y evitar que eyacule de manera temprana.

Como realizar el "jelq" (ordeñamiento)

El "jelqing" (ordeñamiento) es una técnica usada por muchos años para agrandar el pene. Pero no debe confundirse con demorar el orgasmo porque Jelq es una sola caricia de la base a la parte superior, terminando con una obstrucción a la parte superior del pene. El movimiento debe ser lento y debe tomar unos 3 o 4 segundos.

Los beneficios de Jelq son:

- Mejor calidad en el crecimiento de tejido para añadir longitud.
- Mejor envío de sangre para crecimiento del pene.
- Mejora en el grosor.

Paso 1

Manténgase semi-erecto

Paso 2

Haga el símbolo de Ok con sus dedos, realizando un círculo con su dedo índice y pulgar.

☐

Paso 3

Sostenga la base del pene dentro del círculo que ha creado y gentilmente mueva los dedos hacia la cabeza del pene.

Paso 4

Muévase hacia arriba. Despacio muévase hacia arriba de su pene. La presión ideal del jelqing no duele, pero empuja la sangre de manera efectiva hacia arriba del pene.

☐

Paso 5

Cuando alcance la punta de su pene
libere la sujeción y repita.

Ayuda de su pareja

Aparte de las soluciones rápidas, y los ejercicios de relaciones pre-sexuales, es también importante practicar el control de la eyaculación durante el sexo. Para evitar la ansiedad e incomodidad para usted y su pareja, mantenga una comunicación abierta acerca de que usted está trabajando en su EP. Esto le dará un camino para un espacio de entendimiento en caso de que tenga intentos no exitosos para demorar la EP o tenga recaídas después de una serie de progresos.

Para el capítulo final he condensado más consejos para hacer que dure más en la cama. Estas estrategias involucran actividades de penetración no sexual o estrategias de distracción que definitivamente complacerán a usted y su pareja, y proveerán satisfacción asegurada para ambos, aún en las ocasiones en las que no pueda vencer a la EP.

Esto significa extender el juego previo, antes de entrar de lleno. Para las parejas mujeres, la intimidad es de alta importancia y la penetración sola no proporciona suficiente sentimiento de intimidad. El sexo y el rendimiento sexual no representan todo en los orgasmos, aunque ambos deben ser la meta final.

Asegure otras cosas importantes como el contacto emocional, alimentar la autoestima de ambos, y la seguridad de la relación romántica y / o sexual.

Los principios de sus actividades sexuales pueden depender de su bases morales y emocionales, así que jueguen y sean creativos con ellos. Siempre recuerde que a veces, "prematuro" es un estado de placer, y no solo eyacular de manera temprana. Note que puede satisfacer a su pareja con poca penetración del pene proporcionando juego previo extenso y atento.

Aquí hay algunas ideas:

- Masajes. Nunca sobreestime el poder del mero contacto de piel a piel. Aún sin besarse o tocar las partes sexuales del cuerpo, dar un masaje en una atmósfera sexual estimula el cuerpo sexualmente, proporcionando placer en dosis bajas y consistentes.

- Besar. Labios. Mejillas. Por todas partes si así lo desea.

- Compromiso mental. Cortejar. Coquetear. Susurrar. Hablar sucio. Todo al realizar contacto de manera hábil.

- Juegos sexuales. Juego de roles. Póker desnudo.

- Sexo oral. Hágalo a su pareja, su pareja se lo hace a usted, háganselo uno al otro al mismo tiempo. Es su decisión.

- Juguetes sexuales. ¿Sí? Sí.

Baje la velocidad

Una de las causas más grandes del orgasmo temprano es hacerlo demasiado rápido, ya sea en la cama con su pareja o por su cuenta. Cuando los hombres son jóvenes y empiezan a explorar su sexualidad, es entendible que hagan las cosas de manera rápida para lograr la satisfacción inmediata que es el orgasmo.

Pero algunos hombres no pierden este comportamiento de manera completa y cuando son experimentados sexualmente esto se convierte en un mal hábito. Hombres adultos experimentados entienden - como lo mencioné anteriormente - que el sexo no es enteramente unos segundos de placer orgásmico. Puede ser la meta final, pero no es una carrera. Considere el placer del sexo como el placer de comer - usted disfruta el comer con cada mordida y no apresurando el comer o atracándose todo en su cara.

Bajar la velocidad no solo incluye el copular de manera lenta, aunque es la única cosa que puede ayudar a mantener su orgasmo por más tiempo. También incluye el optar por movimientos más gentiles y suaves en otras cosas como el juego previo y el cambiar posiciones. Bajar la velocidad significa de manera literal tomarse su tiempo - pasar un poco más de tiempo en intimidad pero menos en actividades agresivas. Besar a su pareja más de lo que usualmente lo hace, tocarla y disfrutar cada centímetro de la piel que pueda observar, hablar entre alientos y decir algo romántico.

DISTRACCIONES MENTALES

De vez en cuando, cuando se sienta altamente estimulado o no se encuentra demasiado lejos del orgasmo, aléjese del acumulamiento de excitación y piense en algunas distracciones ligeras por un minuto para demorar su eyaculación. Si su pareja sabe de su esfuerzo en la EP, ella entenderá y no lo juzgará por distraerse.

Algunas técnicas incluyen observar el techo o una pintura en la pared, cantar una canción mentalmente, pensar en cosas no sexuales como un recuerdo gracioso o un problema fácil de matemáticas, o pausar el acto sexual de manera momentánea - como por ejemplo beber agua o moverse al otro lado de la cama.

Evite pensar en cosas que pueden hacer que pierda su excitación completamente, como problemas relacionados al trabajo o una pelea previa con su pareja.

Posiciones

No necesita memorizar el kama Sutra para esto. Lo que tiene que aprender son las diferentes posiciones sexuales que hacen que se sienta altamente excitado y estimulado y al mismo tiempo las posiciones son un poco pasivas y por lo tanto buenas para hacer que eyacule un poco después.

En mi opinión la estrategia número uno para ayudarle a controlar la eyaculación es tener una gran comunicación con su pareja. Pero si no tiene comunicación con su pareja, tener un plan de qué posiciones usar es una gran manera de mantener control. Abajo hay cuatro posiciones que he encontrado para tener más control de mi eyaculación.

Spooning (Hacer cucharita)

Spooning es una gran posición para la penetración que es lenta y le da control de movimiento.

Debido a que si siente que está a punto de eyacular puede detenerse o bajar el ritmo y aún podrá jugar con el clitoris de su pareja o acariciar su pecho, estómago, piernas y glúteos. Y no olvide que también puede besar y lamer su cuello.

Como hacer Spoon (cucharita): su pareja se encuentra en un lado y usted está cerca de ella por atrás en el otro lado. Abra sus nalgas e inserte su pene entre ellas. No tiene que penetrarla en esta posición para que se humedezca ya que la cabeza de pene frotará las paredes de su vagina.

En la posición de arriba

En esta posición se tiende en su espalda y su pareja se sitúa en la parte de arriba. La posición de arriba funciona mejor si su pareja sabe que está intentando controlar su EP, especialmente si puede decirle que se detenga o disminuya la velocidad. Pero si no desear decirle, puede controlar los movimientos teniendo una o ambas manos en sus caderas. O una mano en sus caderas y una mano en su pecho.

Estilo de perrito

Una posición favorita para hombres y mujeres en todo el mundo. Puede ser realizada donde sea y cuándo sea. Para realizar esta posición su pareja puede ponerse a gatas y usted se arrodilla detrás de ella y penetra. Esta posición es buena para tener control de su eyaculación porque controla el movimiento y puede detenerse, disminuir la velocidad, e incluso salirse si siente que está a punto de eyacular.

69

Esta última posición que le ayuda a obtener control sobre su eyaculación es la 69. En esta posición usted está abajo o arriba de su pareja y realizan sexo oral el uno al otro. Esta posición es buena para controlar, pero necesita tener comunicación con su pareja para disminuir o detenerse. Ya que se encontrará realizando sexo oral y no podrá hablar sin dejar de dar placer a su pareja, tal vez deseen tener un código para que su pareja sepa esto, como un apretón de su lado para dejarle saber que se detenga o disminuya la velocidad.

Ella termina primero

Si se encuentra leyendo este libro es porque desea durar más en la cama, para sentirse mejor y tener control. Sabemos que esto toma tiempo, así que mientras tanto puede hacer otras cosas para ganar algo de tiempo y durar más en la cama, y eso es satisfacer primero a su pareja. Asegurarse que tenga uno o dos orgasmos y tener certeza de que está bien atendida.

La manera de ganar tiempo es darle sexo oral usando su dedo y masturbarla hasta que tenga un orgasmo mientras que usted besa o succiona sus pezones. También es bueno aprender de su pareja y ver que le gusta. Tal vez penetrarla un poco y luego cambiar a sexo oral o masajear su clítoris con los dedos. Tener una comunicación abierta con su pareja le dará el tiempo para aprender a controlar su eyaculación y lograr una divertida experiencia de aprendizaje. Abajo he agregado como me gusta que una mujer me dé sexo oral y cómo me gusta dar sexo oral.

Sexo oral en ella

Me gusta empezar desde abajo hacia arriba y luego hacia abajo de nuevo. Empezar por sus pies, besándolos y luego moverme a besar sus piernas. Abrir sus piernas y besar alrededor de su vagina, sin lamerla aún, solo besando alrededor. Succione un poco en su vagina y su clítoris, continúe moviéndose hacia arriba, besando, lamiendo y succionando por todas partes hasta llegar a su cuello.

Puede voltearla y besarla, succionar y lamer todo su cuerpo antes de moverse al área de la vagina. Para la mayoría de la gente el sexo oral es solo trabajando en el área genital, pero para mí es todo el cuerpo con besos, lamidas, succiones y pequeñas mordidas. Cuando llegue a la vagina empiece con pequeñas succiones alrededor del clítoris, use sus dedos para abrir la vagina y ponga su boca arriba de su clítoris, de modo que la barbilla quede en los labios de la vagina y pueda sentir la estimulación. Póngase muy creativo con su lengua, use la parte entera de la lengua al principio, después use la punta.

Use su lengua en movimientos suaves y planos desde el fondo de su labios hasta el clítoris. Asegúrese de jugar con él, manténgase relajado e identifique lo que le gusta a su pareja. Vea si le gusta de manera suave con movimientos lentos o si quizás le gusta más fuerte con movimientos más rápidos. Manténgala adivinando cuál será su próximo movimiento. Si es una pareja que es constante, asegúrese de dar sexo oral de manera diferente.

Recuerde que no solo tiene una boca, puede usar su mano para separar sus labios y con la otra introducir su dedo y buscar su punto G. Me encantar darles esa sensación especial. Inserte un dedo y haga que se enrosque hasta arriba de su punto G, mientras que su dedo meñique masajea lentamente su ano y si ve que le gusta, puede insertar el dedo de manera lenta y jugar con su año mientras lame.

Siempre es bueno que le avisen si van a tener un orgasmo para que no se detenga. Haga que sostenga su cabello como un signo o esté completamente abierto a sus sentimientos y lo que quiere. O solo haga que enloquezca viniéndose en su boca una y otra vez.

Sexo oral para él

El mejor sexo oral empieza de los ojos hacia abajo. Viendo directamente a los ojos de su pareja, seguido de besos lentos hacia el cuello y pecho hasta que alcance sus pezones con besos pequeños y mordidas en los pezones, mientras que con una mano acaricia su erección. Siga hacia abajo por el pecho hasta que llegue al estómago y lentamente bese sus caderas.

Empiece a separar sus piernas tanto como pueda. Acaricie su erección varias veces y succione hasta la base. Mueva su pene de vuelta al estómago mientras que lame con pequeñas mordidas hasta su ingle. Trabaje hasta llegar arriba del ano. Lama solo con la punta de su lengua arriba del ano hasta la base del pene.

Para una fuerte sensación sensual,
mueva su lengua arriba y abajo de la
base del pene hasta arriba del ano en un
movimiento en forma de "s". Puede
moverse alrededor del área hasta la ingle
y regresar a la parte arriba del ano y la
base del pene. Funciona mejor cuando el
hombre se ha rasurado o depilado el área
testicular. Ponga el pene dentro de su
boca, succionando de la cabeza a la
base.

Asegúrese de dejar correr saliva en sus testículos. Mientras que succiona el pene, tome una de sus manos y póngala bajo el saco testicular con la palma justo arriba del área del ano con su pulgar al lado de la ingle y los dedos corriendo el otro lado de su ingle. Mueva su mano lentamente arriba y abajo masajeando los testículos mientras que succiona su pene. Asegúrese de liberar saliva mientras que está succionando para que corra hacia abajo y lubrique los testículos mientas masajea, asegúrese de abrir su mano para que también masajee el lado de su ingle.

Ritual Diario

Tener una experiencia de ritual diario
será la mejor inversión para aprender a
tener control sobre su eyaculación, y no
toma más de 20 o 30 minutos por día.
Abajo se encuentra el ritual diario que yo
realizo todos los días por seis días a la
semana. Sé que este libro es para
enseñarle a controlar su eyaculación pero
lo que realmente me gustaría que
intentara es el multi-orgasmo sin
eyacular.

Solo eyacule una vez cada dos o tres semanas. La mayoría de la gente piensa que eyacular y tener un orgasmo es la misma cosa, porque suceden al mismo tiempo, pero si ejercita de manera regular, algunos hombres podrían tener un multi-orgasmo sin eyaculación, a algunos les tomará más tiempo, pero definitivamente valdrá la pena.

Cuando tiene sexo y tiene un orgasmo y posteriormente eyacula se siente cansado, se quiere ir a dormir. Si puede alcanzar varios orgasmos sin eyacular, se sentirá de maravilla.

Ritual día uno

Demorando el orgasmo - 20 minutos

Jelq - 10 minutos. Asegúrese de no hacer Jelq muy fuerte, no querrá dañar su pene. Solo ponga suficiente presión para llevar más sangre a la cabeza del pene y obtener un pene más grande con el tiempo.

Nota: Si realmente quiere que se vea que tiene un pene más grande, además del ejercicio de Jelq, reduzca la grasa del abdomen y rasure o recorte su vello púbico.

Ritual día dos

Demorando el orgasmo - 20 minutos

Técnica del Squeeze (Apretón) - 10 minutos

Estos son dos ejemplos de rituales pero haga su propia combinación de ejercicios.

Acerca del Autor

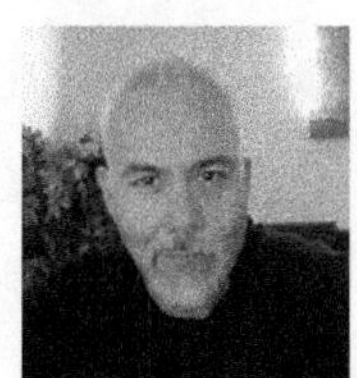

Alex Lenero es un autor emergente que se ha sentido atraído por la narración desde muy joven. Su primera novela es de suspenso sobre crimen titulado "Boiling Soup". Además de suspenso, crea historias eróticas, guías de viaje y guías para salud de hombres. Además, tiene una licenciatura en Seguridad Informatica.

Fuera del mundo de la escritura, Benjamin Stone trabaja como Gerente de Tecnología de la Información y ha ganado más de una década de experiencia en la industria.

Durante su tiempo libre, puede encontrarlo en la playa viendo el atardecer, en casa leyendo un buen libro o en una pizza local comiendo pizza. Sobre todo, le encanta pasar tiempo de calidad con sus dos hijos